CONSIDÉRATIONS

SUR LA

CONJONCTIVITE ENDÉMIQUE

A bord du Vaisseau-École des Canonniers

PAR

A. COQUIARD,
Docteur en médecine de la Faculté de Paris,
Médecin de la Marine.

PARIS
A PARENT, IMPRIMEUR DE LA FACULTÉ DE MÉDECINE
31, RUE MONSIEUR-LE-PRINCE, 31

1877

CONSIDÉRATIONS

SUR LA

CONJONCTIVITE ENDÉMIQUE

A bord du Vaisseau-École des Canonniers

PAR

A. COQUIARD,

Docteur en médecine de la Faculté de Paris,

Médecin de la Marine.

PARIS

A PARENT, IMPRIMEUR DE LA FACULTÉ DE MÉDECINE

31, RUE MONSIEUR-LE-PRINCE, 31

1877

A LA MÉMOIRE

DE MA MÈRE

A MON PÈRE

A MON PRÉSIDENT DE THÈSE

M. LE PROFESSEUR GOSSELIN

Commandeur de la Légion d'honneur.

A M. LE DOCTEUR BARALLIER

Directeur du service de santé de la marine à Rochefort,
Officier de la Légion d'honneur.

A M. LE DOCTEUR BARTHÉLEMY

Médecin en chef de la marine, professeur à l'Ecole de Toulon,
Officier de la Légion d'honneur.

A M. LE DOCTEUR CUNÉO

Professeur à l'Ecole de médecine de Toulon.
Chevalier de la Légion d'honneur.

A M. LE DOCTEUR MERLIN

Professeur à l'Ecole de médecine de Toulon,
Chevalier de la Légion d'honneur.

A MES MAITRES

CONSIDÉRATIONS

SUR LA

CONJONCTIVITE ENDÉMIQUE

A bord du Vaisseau-École des Canonniers

S'il est, dans l'organe de la vision, une partie qui soit de préférence affectée par des phlegmasies de toute nature, c'est assurément la membrane de revêtement du globe oculaire : c'est la conjonctive. Sa situation superficielle, son extrême ténuité, ses fonctions de protection, sont autant de raisons qui doivent nous expliquer la fréquence de ses états inflammatoires. Sans parler des inflammations symptomatiques des tissus profonds de l'œil, ne voyons-nous pas, à chaque instant, des conjonctivites de cause externe produites par le contact, soit d'un corps étranger, soit plus simplement d'un air modifié dans sa température ou dans sa composition chimique, modifications inappréciables pour nous, et dont nous ne pouvons cependant méconnaître l'influence?

Quelle variété dans les causes, dans les formes, dans les manifestations de la conjonctivite! L'air, les corps étrangers, les maladies intercurrentes, diphthérie, fièvres exanthématiques, la constitution elle-même, état scrofuleux, ne viennent-ils pas tour à tour jouer un rôle prépondérant dans l'étiologie? D'autre part, quelle différence entre la conjonctivite aiguë, franche, et la conjonctivite purulente des adultes, entre la conjonctivite des culs-de-sac et la conjonctivite phlegmoneuse diffuse!

Je ne veux pas entreprendre ici une classification des conjonctivites, en aiguës et chroniques, générales et partielles, purulentes et non purulentes; je ne m'occuperai que d'une seule forme, plus remarquable par la multiplicité de ses cas que par sa gravité, forme contagieuse et épidémique, assez mal connue jusque dans ces derniers temps, et dite, par M. le professeur Gosselin, conjonctivite catarrhale.

Certes, la conjonctivite sévit ordinairement d'une façon sporadique : c'est le cas le plus général; mais il n'en est pas moins vrai qu'elle s'attaque parfois simultanément à un grand nombre d'individus et qu'elle prend alors un caractère épidémique : c'est l'ordinaire de la conjonctivite purulente. On sait les ravages que causa cette ophthalmie dans l'armée d'Egypte, et plus tard parmi les soldats des armées danoise, allemande et belge; dans cette dernière, depuis 1833 jusqu'en 1847, quarante mille hommes perdirent, soit un œil, soit les deux yeux. Kirkpatrick (1) nous apprend qu'en un espace de cinq années, de 1849 à 1853, on a compté 134,858 cas d'ophthalmie purulente dans les Workhouses de l'Irlande.

Les marins, eux aussi, ont été souvent atteints de conjonctivite épidémique ; les équipages des vaisseaux chargés de rapatrier l'armée d'Egypte furent cruellement éprouvés par l'ophthalmie. Tous les traités spéciaux citent la terrible épidémie du négrier le *Rôdeur*, qui, pendant une campagne sur les côtes d'Afrique, en 1819, eut tout son équipage atteint de conjonctivite purulente; sur les 22 hommes du bord, 12 devinrent aveugles et 5 perdirent chacun un œil; quant aux nègres transportés, au nombre de 160, trente-neuf restèrent aveugles. Une épidémie se déclara, à la même époque, à bord du vaisseau espagnol le *Léon*.

M. le docteur Jossic (1), directeur du service de santé de la marine à Brest, rapporte qu'à bord de l'*Elan* un matelot contracta une ophthalmie purulente auprès d'une femme juive de Tanger; quelques jours après, cinq hommes, à bord, furent pris de la même affection, et ce ne fut que par le débarquement immédiat des malades, et par une hygiène sévère, qu'on put enrayer les progrès de l'épidémie commençante.

La frégate hollandaise l'*Eversten*, en mai 1860, eut tous ces hommes atteints de conjonctivite purulente, et si bien, que, mise hors d'état de manœuvrer, elle vint s'échouer à Toulon sur la Grosse-Tour. En 1863, tous

(1) Dublin quaterly Journal of medical science, mai 1856.
(1) Essai sur l'ophthalmie purulente. Thèse de Paris, 1852.

les navires sur rade de Yokohama étaient en pleine épidémie d'ophthalmie purulente, alors que cette affection sévissait à terre avec une grande intensité. Les bâtiments de guerre français, le *Dupleix* et le *Sémiramis*, ne furent pas épargnés; sur cette dernière frégate, on observa 174 cas de conjonctivite, parmi lesquels 59 seulement arrivèrent à la purulence (1).

Toutes les épidémies que nous venons d'énumérer sont des épidémies d'ophthalmie purulente, et nous avons vu avec quelle rigueur elles ont maltraité certains équipages. Il est un autre genre de conjonctivite, contagieuse et épidémique également, mais non purulente, et par conséquent beaucoup plus bénigne : c'est la conjonctivite catarrhale.

Déjà, à bord de la *Sémiramis*, toutes les conjonctivites n'avaient pas été suivies de suppuration; la plupart, au contraire, n'avaient pas franchi l'état purement inflammatoire, mais tout en conservant, nous l'avons dit, le caractère contagieux.

D'ailleurs, ces épidémies de conjonctivite catarrhale ne sont pas excessivement rares. Assalini raconte qu'en 1792, quelques bataillons du duc de Modène se rendirent à Reggio et couchèrent, la première nuit de leur arrivée, sur de la paille étendue sous le portique d'un couvent; le lendemain, un grand nombre de soldats étaient atteints d'ophthalmie catarrhale. Mackenzie rapporte qu'en 1778 la même affection sévit épidémiquement parmi les habitants de Newbury, dans le Berkshire. La même année, les soldats anglais furent

(1) Rapport du Dr Gaigneron de la Guillotière

atteints par la contagion, qui d'ailleurs redoubla de force et d'intensité à Glascow, où elle règne généralement toute l'année. Durant les hivers de 1803 à 1806, la conjonctivite catarrhale fut épidémique à Paris, où elle reçut le nom populaire de *cocotte*. Dernièrement encore, au commencement de l'année 1869, à bord du vaisseau-école des mousses l'*Inflexible*, en rade de Brest, se déclara une épidémie de conjonctivite affectant un caractère bénin et se terminant très-rarement par suppuration (1). Enfin, au mois de juillet 1873, on constata, à bord du vaisseau-école des canonniers l'*Alexandre*, la naissance d'une épidémie de conjonctive, épidémie qui dure encore aujourd'hui et que j'ai eu l'occasion d'observer, étant embarqué comme médecin de seconde classe à bord de ce vaisseau.

Mais, avant tout, commençons par donner en quelques mots un aperçu rapide sur l'école des canonniers de la marine et sur l'historique du Vaisseau.

L'école de canonnage est placée sur un bâtiment de l'Etat, à bord duquel les apprentis canonniers doivent passer la période de deux instructions, chaque instruction comprenant un séjour de trois mois en rade des îles d'Hyères, pour y exécuter les tirs nécessaires, et d'un mois en rade de Toulon pour y subir les examens. Le vaisseau servant d'école, ou plus simplement le *Vaisseau*, est en général un navire déjà vieux, jugé hors d'état de faire une longue campagne, mais suffisant pour les exercices de tir et pour le louvoyage en rade d'Hyères. Tour à tour le *Suffren*, le *Montebello*, le

(1) Voyez le rapport du Dr Fournier (Arch. de médecine navale, t. XV).

Louis XIV, vaisseaux de premier rang, ont servi d'école de canonnage ; enfin, depuis le 1er janvier 1877, l'école est placée sur le *Souverain*, vaisseau à vapeur de premier rang.

A l'époque où s'est déclarée l'épidémie de conjonctivite (juillet 1873), le vaisseau-école était l'*Alexandre*, vaisseau à voiles de deuxième rang. Armé au mois de février 1873, l'*Alexandre* portait un équipage de 1,000 à 1,050 matelots, couchant dans les deux batteries du bâtiment ; le *Souverain*, qui a remplacé en janvier 1877, est pourvu de trois batteries, mais son équipage moyen compte 1,150 à 1,200 hommes.

Certes, il n'y a pas à prétendre qu'on ait évité l'encombrement à bord du Vaisseau : M. le Dr Catelan (1), qui a procédé au cubage du navire, a trouvé qu'il ne revenait que 3m,25 cubes d'air à chaque homme. Je n'ai pas fait les mêmes recherches à bord du *Vaisseau* ; mais on peut affirmer, sans crainte d'erreur grave, que la situation, en 1877, doit être la même qu'en 1873. Ce qu'il faut dire, c'est que les canonniers se trouvent, comme les autres marins, dans toutes les conditions qui dominent et gouvernent l'hygiène de l'homme de mer ; certainement il existe à bord un encombrement qu'il serait facile d'éviter à terre, mais qui est inhérent au métier de marin. L'encombrement est le même qu'à bord de tous les bâtiments de la flotte, et, d'ailleurs, les exercices continuels que font les canonniers, les manœuvres en rade, l'aération du navire pendant le louvoyage, sont autant de correctifs puissants qui vien-

(1) Rapport du Dr Catelan sur la conjonctivite du vaisseau-canonnier.

nent en partie neutraliser la funeste influence de l'encombrement.

Un mot maintenant sur l'équipage du *Vaisseau.*

Cet équipage se compose d'un capitaine de vaisseau commandant, d'un commandant en second capitaine de frégate, un aumônier, trente-quatre officiers, environ dix-huit aspirants, et, en moyenne, 1,150 matelots. Ces derniers se divisent en deux catégories : les uns, formant le véritable équipage du navire, restent à bord aussi longtemqs que l'exige la période réglementaire d'embarquement demandée par le service de l'Etat ; ce sont les gabiers, timoniers, voiliers, caliers, soutiers, chauffeurs, mécaniciens, etc. ; ils portent le nom de *permanents*. Les autres, au nombre de 500 environ, sont les canonniers; ceux-ci sont des hommes spécialement choisis pour le rude métier qu'ils vont embrasser. Une commission les examine à terre, avant leur embarquement, au point de vue de leurs aptitudes tant physiques qu'intellectuelles, et le médecin-major de l'école leur fait subir, à leur arrivée à bord, une contre-visite où il refuse ceux que leur constitution rendrait impropres à un service aussi pénible. L'Etat, faisant de grands sacrifices pour l'instruction des canonniers marins, ceux-ci sont de préférence choisis parmi les inscrits, gens d'une complexion en général moins forte que celle des marins du recrutement, mais qu'on est sûr de conserver jusqu'à leur retraite au service des bâtiments de la flotte.

Ainsi, en résumé, le Vaisseau se trouvant dans des conditions hygiéniques identiques à celles de tous les navires armés, ne faisant pas de navigation véritable, mais louvoyant plusieurs fois par semaine en rade d'Hyères : séjour sous le climat tempéré de la Provence, équipage composé d'hommes choisis, tel était l'*Alexandre*, quand, en juillet 1873, on commença à observer l'épidémie de conjonctivite.

Certainement la conjonctivite n'était pas, en 1873, inconnue à bord du vaisseau-canonnier ; M. le Dr Maréchal, dans le rapport qu'il fit en terminant sa période d'embarquement, mentionne quelques cas d'ophthalmie ; ces cas étaient peu nombreux et peu dignes d'attention, quand M. le Dr Delmas, médecin-major du Vaisseau en 1873, fut frappé, pendant le mois de juillet, du nombre insolite de malades atteints de conjonctivite. L'affection aurait, dit-on, débuté chez deux mousses arrivant de l'*Inflexible*, mouillé en rade de Brest, et qui, à cette époque, était en pleine épidémie catarrhale. Peu à peu la contagion gagna les autres mousses, si bien qu'au bout de trois mois, 27 mousses sur 29 avaient contracté l'ophthalmie. Le quartier-maître des mousses ne tarda pas à présenter les symptômes de la conjonctivite, et le mal s'étendit bien vite sur tout l'équipage, qui fut atteint dans une proportion de 22 0/0.

Tels sont les renseignements que m'a communiqués M. le Dr Delmas, telle est également la teneur du rapport de M. Catelan. En outre, M. Catelan a fait la remarque que les canonniers payaient un tribut beaucoup plus considérable que les permanents, et que, à chaque fin d'instruction, l'arrivée à bord de nouveaux apprentis canonniers était signalée par une recrudescence de l'épidémie. Voici un tableau qui montrera, manifestement, et l'époque de l'origine et la marche de la maladie. Ce tableau a été dressé d'après le registre d'enregistrement journalier des malades à bord du Vaisseau.

Années.	Janvier.	Février.	Mars.	Avril.	Mai.	Juin.	Juillet.	Août.	Septembre.	Octobre.	Novembre.	Décembre.	Totaux.
1865	1	2	»	»	»	2	2	3	»	»	1	»	11
1866	2	»	1	»	»	1	»	»	»	»	»	»	4
1867	»	»	1	1	»	1	1	»	»	3	1	»	8
1868	»	»	1	3	1	»	1	1	»	»	»	2	9
1869	2	2	3	1	1	4	3	5	3	7	1	2	34
1870	1	2	»	2	»	2	»	1	»	»	»	2	10
1871	»	»	1	»	»	»	1	»	4	1	»	1	8
1872	1	»	»	»	»	1	»	»	1	»	»	2	5
1873	»	»	»	»	1	»	8	1	12	9	13	17	61
1874	18	12	28	17	30	13	9	16	21	26	12	6	208
1875	9	3	10	9	11	28	12	8	9	8	3	2	112
1876	1	3	8	36	34	10	12	14	13	8	20	19	178
TOTAUX	35	24	53	69	78	62	49	49	63	62	51	53	648

Ainsi, d'après ce tableau, il ne peut y avoir aucun doute sur l'époque de l'apparition de l'épidémie : c'est au mois de juillet 1873 qu'elle prend manifestement naissance, puisque, dans les six premiers mois de l'année, on n'observe à bord qu'une seule conjonctivite, tandis qu'on en compte huit cas dans le mois de juillet.

A partir de cette époque, la maladie persiste et s'enracine, le nombre des conjonctivites s'accroît rapidement; on en compte déjà 12 au mois de septembre et 17 au mois de décembre. L'année 1874 est remarquable par la fréquence de l'ophthalmie, qui donne lieu à 208 cas; les premiers mois sont les plus éprouvés : l'épidémie est dans toute sa violence ; elle décroît en juin, juillet, août, mais reprend de l'intensité en automne pour diminuer de nouveau pendant les quatre mois d'hiver, et ne devient plus sérieuse qu'au commencement de l'instruction juin-septembre.

Il est à remarquer ce fait qui s'est produit en 1875, en 1876 et en 1877 : c'est que c'est toujours pendant l'hiver que les cas, durant ces trois années, ont été le moins nombreux. Dans l'année 1875 on ne compte que cent douze conjonctivites. C'est-à-dire moitié moins que l'année précédente; en 1876, recrudescence de la contagion; on note 178 cas; les mois d'avril et de mai sont ceux pendant lesquels l'épidémie sévit avec le plus de rigueur. Enfin les mois d'hiver de 1877, sans être aussi bénins que ceux des deux années antérieures, ne présentent guère que la moitié des cas observés pendant la même époque en 1874; je ne parle que des cas d'intensité moyenne ou grave : sinon, avec les cas légers, on arrive à un chiffre supérieur à celui des mois correspondants de 1874.

Somme toute il est aisé de constater que l'épidémie n'a pas été aussi violente que dans les premiers temps de son apparition; toutefois elle n'a pas grandement perdu de son intensité puisqu'en 1875 on ne trouve que 30 cas de moins qu'en 1874. Remarquons que les mois qui, depuis 1865 ont fourni le plus fort contingent de conjonctivites sont avril, mai, juin, septembre, octobre; or ces époques, juin et septembre,, sont celles de l'arrivée à bord des canonniers nouveaux. Les mois qui ont été le moins atteints ont été janvier, février, et il est assez intéressant de noter que pendant le mois de février on reçoit également de l'Ecole une bordée d'apprentis canonniers nouveaux. Enfin notons que depuis le mois de juillet 1873 jusqu'au mois d'avril 1877 on a observé à bord environ 700 cas de conjonctivite.

Abordons maintenant la description de la maladie telle que j'ai eu l'occasion de l'observer moi-même.

Ce qui frappe tout d'abord dans cette épidémie de conjonctivite, c'est l'extrême bénignité en même temps que l'extrême ténacité des cas; aucune de ces ophthalmies n'a jamais eu le caractère purulent : toutes sont restées à cet état que Wecker considère comme une hypérémie simple; bien plus, il est rare que la rougeur s'étende jusque sur la conjonctive bulbaire; la maladie reste le plus souvent à l'état de blépharite. Et pourtant, avec des apparences aussi bénignes, la plupart des hommes atteints l'ont été plusieurs fois; rien de plus fréquent que les récidives, par la raison bien simple que tant qu'ils sont à bord du *Vaisseau* on ne doit pas considérer les malades comme complètement guéris.

Un homme est-il atteint de conjonctivite : en général

il ne vient pas immédiatement réclamer les soins du médecin : l'affection est tellement légère qu'il ne s'en aperçoit lui-même que le matin, quand il s'éveille, le bords circulaires étant quelque peu accolés ; une lotion fraîche fait disparaître cet inconvénient et l'homme continue son service encore pendant trois ou quatre jours. Vers cette époque, il commence à sentir quelques démangeaisons sous les paupières : un peu de larmoiement, surtout quand l'air est agité, une faible sensation de pesanteur, une inaptitude à appliquer les yeux pour des objets fins.

Le canonnier peut encore s'exercer au pointage des pièces mais seulement pendant un court espace de temps ; il dit « que ses yeux se fatiguent vite », et qu'au bout de quelques minutes il finit par voir le but comme à travers un brouillard.

Mais c'est le soir surtout que la fatigue des yeux devient plus manifeste ; la lecture du manuel devient promptement pénible et les hommes ne peuvent plus prendre part à l'école élémentaire qui se fait le soir, à la lumière.

Il n'y a pas de photophobie; ce que les malades redoutent le plus sur le pont, ce n'est pas le soleil, c'est l'agitation de l'air ou même le froid. Parfois les objets paraissent irisés, la vue se fait en arc-en-ciel; on avait même voulu faire de ce symptôme un signe pour ainsi dire pathognomonique de l'ophthalmie du *Vaisseau*.

Hâtons-nous de dire d'abord que cette vue en arc en-ciel est peu fréquente : qu'ensuite elle survient chez les individus larmoyant abondamment et qu'il est facile de l'expliquer par la formation d'un prisme de larmes qui produit ce singulier jeu de lumière.

Un symptôme qui ne manque jamais, un des premiers accusés par le malade, c'est la sensation de graviers dans l'œil, surtout sous la paupière supérieure, la plupart du temps localisée à l'un des angles. Cette sensation est si nette, que les hommes s'imaginent très-souvent que leur ophthalmie n'est due qu'à la présence de corps étrangers sous les voiles palpébraux.

On a donné de ce phénomène plusieurs explications différentes. Les uns ont prétendu qu'il était produit par la présence de granulations conjonctivales qui, dans les mouvements des paupières frottaient sur la cornée ; cette explication ne saurait évidemment suffire ici, puisque la conjonctivite n'est pas encore arrivée à l'état granuleux. Pour d'autres, ce ne seraient pas les granulations, mais les vaisseaux tuméfiés qui feraient l'office d'aspérités gênantes ; je préfère me ranger à l'avis de M. Galezowski (1) qui pense que ce sont des lambeaux d'épithélium incomplètement détachés qui hérissent la conjonctive : d'où la sensation de sable, de graviers.

Quant aux douleurs péri-orbitaires, aux sensations lumineuses, aux mouches volantes, elles n'existent pour ainsi dire jamais, au point que je considérerai leur présence comme une véritable complication.

Ainsi en résumé, comme symptômes subjectifs principaux nous ne trouvons que la sensation de gra-

(1) Traité des maladies des yeux, 1875.

viers, la prompte fatigue des yeux et l'agglutination des bords ciliaires.

Il est facile de comprendre que les symptômes objectifs eux aussi ne seront pas bien nettement accusés ou, plus justement, ne présenteront pas la netteté et l'intensité de ceux de la conjonctivite franche.

J'ai dit plus haut que les malades ne venaient que rarement trouver le médecin au début de l'invasion de la phlegmasie ; la conjonctivite est en général à son troisième ou quatrième jour, une raison de plus par conséquent pour que les symptômes soit d'autant plus nets : et pourtant que remarquons-nous?

A première vue, ce qui nous frappe tout d'abord, c'est que le bord ciliaire est plus rouge qu'à l'état normal; la plupart du temps, à la base des cils, sont implantées des concrétions molasses; les malades ont ce que, dans le langage vulgaire, on appelle les yeux d'anchois.

Si on n'est pas prévenu de l'épidémie et pour peu que le sujet atteint ait une constitution lymphatique, on soupçonne une blépharite d'origine strumeuse. En effet, rien ici qui puisse donner l'idée d'une vive inflammation de la conjonctive : pas ou peu de rougeur sur le globe de l'œil, aucune de ces arborisations si nombreuses dans les ophthalmies aiguës; seule une légère coloration de la caroncule avec quelques rares trainées rouges sur la conjonctive bulbaire; larmoiement peu abondant, quelquefois nul; pas de gonflement des paupières : si celles-ci sont un peu plus fermées qu'à l'ordinaire ce n'est que faiblement; rien qui rappelle ce clignotement, cette nictitation si visibles dans la conjonctivite franche.

Ce n'est qu'en renversant les paupières qu'on peut se rendre compte de la phlegmasie.

En procédant à cet examen, il est facile de s'assurer qu'on n'a le plus souvent à combattre qu'une blépharite, en employant ce mot dans le sens que lui a donné Velpeau et que lui a conservé aujourd'hui M. le professeur Gosselin (1), c'est-à-dire inflammation des paupières, et, dans ce cas particulier, de la conjonctive palpébrale. Si je continue à employer le mot de conjonctivite c'est à cause d'une sorte d'habitude, une manière d'usage qui a consacré à bord du *Vaisseau* l'emploi de ce terme qui, je le répète, fait songer à une phlegmasie beaucoup plus étendue qn'elle ne l'est réellement.

En écartant les paupières, on aperçoit d'abord sur le voile palpébral inférieur une rougeur qui est tantôt diffuse et uniformément répandue sur la muqueuse qui tantôt se présente sous forme de stries, d'arborisations d'aspect assez régulier. Quand la rougeur est uniforme, elle va en augmentant du bord libre des paupières vers le cul-de-sac, ce qui s'explique très-bien par la présence vers le bord ciliaire du cartilage tarse, et s'accompagne en général d'un gonflement œdémateux très-léger ; d'ailleurs ce gonflement se propage jusque dans le cul-de-sac et c'est là qu'il est d'ordinaire le plus considérable. En effet, en abaissant la paupière, le cul-de-sac apparaît sous forme d'un bourrelet composé de deux

(1) Dictionnaire de médecine pratique, art. Blépharite, t. V.

ou trois plis arrondis; la muqueuse, en cet endroit, n'est pas aussi rouge que la conjonctive palpébrale; ici les arborisations se montrent très-nettement, quelquefois sur deux plans différents, et la plupart du temps on distingue un lacis formé par des veines variqueuses bleuâtres, entre les mailles duquel le derme sous-jacent apparaît avec sa blancheur.

La conjonctive bulbaire ne participe pas à la rougeur du reste de la muqueuse : c'est à peine si à l'angle interne, sur la caroncule, on note une extension plus ou moins considérable de le phlegmasie.

Je n'ai jamais observé les ecchymoses sous-conjonctivales produites par la rupture de vaisseaux capillaires que M. le docteur Fournier à souvent trouvées dans les yeux malades des mousses de l'*Inflexible*.

Quand on retourne la paupière supérieure, la première chose qui frappe c'est l'inégale répartition de la rougeur sur la muqueuse. Vers son milieu, la conjonctive palpébrale est blanche ou, plus justement, jaunâtre, comme sub-ictérique; à chaque angle, la rougeur, toujours diffuse, s'étale en une teinte un peu sombre et va en augmentant à mesure qu'elle s'avance vers le cul-de-sac supérieur.

La disposition de cette rougeur à la paupière supérieure explique bien pourquoi les malades accusent surtout la sensation de graviers aux angles de l'œil, tantôt en dedans, tantôt en dehors.

En effet, particularité à noter, on remarque que dans les points plus rouges qu'à l'état normal existent souvent des petites places depolies, où le miroitement de la lumière ne se fait plus régulièrement; ce dépoli de la muqueuse est dû à la chute de l'épithélium, lequel. avant d'être complètement détaché produit cette sensation de graviers si désagréable pour les malades.

Du reste, c'est cette desquamation épithéliale autant que l'hypersécrétion des glandes de la conjonctive qui forme les rares mucosités qu'on trouve à l'angle interne de l'œil.

La rougeur se propage dans le cul-de-sac supérieur, mais ne va pas jusqu'à empiéter sur le globe oculaire; la conjonctive bulbaire reste donc, dans la majorité des cas, à l'abri de l'inflammation : la muqueuse des paupières et celle des culs-de-sac seules sont atteintes.

Tels sont les symptômes de la conjonctivite épidémique du *Vaisseau*, tels que je les ai observés sur près de cent cinquante malades; je ne parle ici que de la conjonctivite à son début, survenant chez un homme exempt jusque là de toute affection oculaire, j'ai dit en commençant combien elle récidivait facilement et nous verrons plus loin quelles modifications vont survenir pendant la marche ultérieure de la maladie.

Le début de la conjonctivite est en général assez brusque : l'homme se couche le soir sans avoir rien ressenti de particulier dans la journée; le matin, en s'éveillant, il a de la peine à ouvrir les yeux dont les paupières sont collées par une espèce de chassie; dès ce moment l'ophthalmie est déclarée.

Mais avec quelle lenteur elle va procéder! D'abord un peu de rougeur, de légers picotements, parfois du larmoiement, une sensibilité anormale à l'air et à la lumière artificielle; c'est d'ailleurs le soir que les yeux malades sont le plus fatigués. Pas de complications; parmi les 150 cas de conjonctivite que j'ai observés à bord, j'ai noté une seule fois des douleurs péri-orbitaires, deux fois un œdème dur de la paupière inférieure, une dizaine de fois la phlegmasie de la conjonctive bulbaire avec tous les symptômes de la conjonctivite franche; sur six malades, tous d'ailleurs d'apparence strumeuse, j'ai trouvé la conjonctivite dite papuleuse ou phlycténoïde. Jamais je n'ai eu à noter de cas d'héméralopie.

Malgré cette bénignité, l'ophthalmie du *Vaisseau* guérit avec une lenteur désespérante; les cas légers demandent de 5 à 10 jours de traitement; les cas moyens laissent les hommes exempts de service pendant une vingtaine de jours; les cas qui nécessitent l'envoi des malades à l'hôpital à terre peuvent durer jusqu'à quatre mois. Il faut bien remarquer que ces derniers cas ne prennent leur gravité que dans leur tenacité et leur persistance. même.

Il est très-important de noter que la conjonctivite du *Vaisseau-Canonnier* présente une funeste tendance au passage à l'état chronique et aux récidives; sur 100 cas, il faut en moyenne compter de 18 à 20 récidives et encore celles-ci seraient plus nombreuses si l'équipage n'était pas renouvelé partiellement tous les 4 mois. Les rechutes sont en général de plus en plus graves, et ce n'est jamais que chez les malades atteints une ou plusieurs fois par la contagion ou chez ceux qui sont en traitement depuis longtemps qu'on trouve un élément nouveau : je veux parler des granulations.

Quand un homme a contracté l'ophthalmie depuis

un temps assez long, on constate que la rougeur diffuse des paupières, se fonce sensiblement. En même temps on remarque que la muqueuse palpébrale, surtout en haut et en dehors, prend un aspect velouté, velvétique, et on reconnaît à la loupe que cette sorte de velours est formée par une multitude de petites saillies rougeâtres. Ces petites saillies existent, mais en moins grand nombre à la paupière inférieure, elles commencent à 2 ou 3 millimètres du bord libre pour s'arrêter au cul-de-sac; sur celui-ci, on observe quelquefois, mais rarement, des petits points, des grains isolés d'un jaune bleuâtre. Ce sont là les deux espèces de granulations étudiées à bord du *Vaisseau*.

Je n'entreprendrai pas immédiatement l'histoire des granulations : je dirai seulement que cet élément nouveau rend la forme chronique beaucoup plus grave et encore beaucoup plus tenace que la forme ordinaire. Ce sont les malades atteints de granulations que le médecin-major envoie à l'hôpital à terre où ils font quelquefois un séjour de plusieurs mois; néanmoins, jamais la conjonctivite n'est devenue purulente ; c'est à peine si deux ou trois malades ont conservé de la gêne dans les mouvements de l'œil. Voici, d'ailleurs, quelques chiffres qui fixeront les idées. Depuis le mois de janvier 1876, nous avons eu à bord 211 cas de conjonctivite; 152 ont été traités à l'infirmerie du *Vaisseau* ; 59 envoyés à l'hôpital à terre; sur ces 59 granuleux, 2 seulement ont obtenu un congé de convalescence. C'est assez dire combien peu funestes ont été les conséquences de ces granulations.

Je crois utile de donner ici quelques observations

succinctes de malades atteints de conjonctivite granuleuse contractée à bord du *Vaisseau*, et traités à l'hopital de la marine de Toulon dans le service de M. le docteur Beau, chirurgien en chef.

Observation I. — Delnatte Victor, apprenti canonnier, 21 ans.

Entré à l'hopital le 26 novembre 1875, malade depuis dix jours, est atteint de conjonctivite double; récidive; les paupières ne sont pas tuméfiées; la conjonctive bulbaire est normale : seules les conjonctives palpébrales sont légèrement rouges ; sensation de graviers; la vue est nette et distincte et se fait sans douleur. En soulevant la paupière supérieure on aperçoit, surtout à gauche, quelques granulations d'un volume très-tenu.

Traitement : Huile de foie de morue — toucher au sulfate de cuivre d'abord, plus tard au nitrate d'argent mitigé, en dernier lieu au sulfate de cuivre. — Fait 4 excisions de granulations.

Sort guéri le 21 janvier 1876.

Obs. II. — Bellax Désiré, 21 ans, canonnier.

Entré à l'hôpital le 18 mai 1876, malade depuis quinze jours; début sans cause appréciable : conjonctivite de l'œil gauche ; tuméfaction des culs-de sac ; rougeur de la conjonctive palpébrale ; granulations. Pas de photophobie ; quelques sensations de picotement dans l'œil.

Le premier jour, purgatif ; ensuite huile de foie de morue, collyre à l'opium (eau de rose 100 gr. — extrait d'opium 0,20 centig.) et pommade au calomel, — le 31 mai l'inflammation est vive : les paupières sont un peu tuméfiées, on donne un nouveau purgatif et on continue la pommade au calomel.

Sort guéri le 19 juin 1876.

Obs. III. — Roussel Réné, canonnier, 22 ans.

Est entré à l'hopital le 29 juillet 1876, étant atteint depuis quinze jours d'une conjonctivite double; cet homme a déjà été pris de la même affection antérieurement à bord du *Vaisseau*. Les conjonctives sont très-rouges et un peu gonflées : on constate la présence de quelques granulations.

Traité par les compresses émollientes, le collyre à l'opium; touché, tous les quatre jours, au sulfate de cuivre. Le 30 septembre, on prescrit pour chaque matin une cuillerée de sirop d'iodure de fer. Collyre au nitrate d'argent; on touche les granulations au nitrate d'argent mitigé.

Le malade sort le 14 décembre 1876 avec une gêne légère dans les mouvements de l'œil gauche, a obtenu trois mois de congé de convalescence.

Obs. IV. — Barberin Michel, canonnier, 20 ans.

Est envoyé à l'hôpital le 15 septembre 1876 ; malade depuis quatre jours, est atteint de conjonctivite double avec granulations petites, mais très-nombreuses, surtout à la paupière supérieure. A déjà été en traitement pour la même affection trois mois auparavant, pendant son embarquement à bord de la *Bretagne* en rade de Brest. Pas de photophobie, pas de trouble de la vision.

Traitement : Chaque matin, une cuillerée de sirop d'iodure de fer. Toucher à la solution de nitrate d'argent (0 gr. 50 pour 30 gr. d'eau distillée) collyre au tannin (4 gr. pour 30).

Le malade sort le 1er novembre 1876, après avoir obtenu un congé de convalescence de trois mois.

On a vu dans les observations précédentes que la conjonctivite épidémique du *Vaisseau*, en passant à l'état chronique, devenait granuleuse; il est intéressant de connaître ces granulations, d'étudier quelle est leur nature; cette étude ne saurait se séparer de celle de la conjonctivite elle-même.

Mais auparavant il est indispensable qu'après un rapide coup d'œil anatomique, nous rappelions la structure histologique de la muqueuse conjonctivale.

La conjonctive est une membrane muqueuse qui, commençant au niveau de la ligne d'implantation des cils, tapisse la face postérieure des paupières (portion palpébrale), se réfléchit en haut et en bas en formant un cul-de-sac circulaire appelé cul-de-sac palpébral, recouvre à l'angle interne la caroncule lacrymale, et en s'adossant à elle-même donne naissance au repli semi-lunaire; enfin elle s'étend sur la sclérotique à laquelle elle donne son aspect lisse et poli, et vient s'arrêter brusquement au pourtour de la cornée en formant un léger renflement circonférentiel, dit anneau conjonctival.

Superficiellement on rencontre une couche épithéliale, à cellules polygonales à noyaux sur le globe de l'œil, à cellules cylindriques dans la portion palpébrale; au-dessous de l'épithelium se trouve le derme fibreux, faisceaux de tissu lamineux se continuant avec un tissu cellulaire dense au niveau des cartilages tarses, plus lâche et plus extensible dans les culs-de-sac. Ce dernier envoie vers la couche épithéliale des petits prolongements que l'on considère comme des papilles, dont la hauteur peut s'élever jusqu'à 0 m. 001 et qui reçoivent des anses vasculaires; ces papilles, en nombre assez considérable à l'angle externe des paupières et dans les culs-de-sac, se retrouvent beaucoup moins nombreuses sur la caroncule et le repli semi-lunaire. Nous verrons plus loin le rôle que jouent ces papilles dans l'étiologie des granulations.

Les artères viennent des branches palpébrales de l'ophthalmique et même de la lacrymale et de la temporale superficielle, pour la conjonctive palpébrale; la portion bulbaire reçoit ses vaisseaux artériels des ciliaires antérieures. Quant aux veines, elles se rendent toutes dans la veine ophthalmique.

Les vaisseaux lymphatiques, niés par Sappey, auraient été injectés par Breschet et par Arnold. Les nerfs viennent des rameaux frontal, lacrymal et nasal externe de l'ophthalmique de Willis et se terminent dans les corpuscules claviformes de Krause.

Quant aux glandes de la conjonctive, sans parler ni de la glande lacrymale ni des glandes de Méibomius, elles sont de deux ordres : 1° des glandes acineuses au nombre de 15 à 30, situées dans les culs-de-sac où elles forment deux groupes à chacune des extrémités (Sappey); pour les uns, ces glandes sont destinées à sécréter du mucus, pour d'autres elles forment un appareil annexe à l'appareil lacrymal (Lannelongue); 2° des glandes folliculeuses, veritables follicules clos analogues à ceux du gros intestin, des plaques de Peyer, et sans canaux excréteurs ; Henle, se fondant sur la présence de ces follicules, a rangé la conjonctive parmi les tissus adénoïdes. Nous aurons bientôt à parler de nouveau de ces glandes folliculeuses.

Dès à présent nous pouvons aborder d'une manière profitable l'étude des granulations conjonctivales.

Quand j'ai dit que dans les cas chroniques la conjonctive palpébrale se couvrait de granulations, quand dans les observations précédentes j'ai rapporté que les malades étaient affectés de l'état granuleux, j'ai négligé à dessein de m'expliquer sur la valeur du mot granulation ; il est temps maintenant de donner une définition exacte et de s'entendre sur le sens de ce terme auquel on a donné des significations très-diverses. Pour le clinicien, pour l'observateur, que sont, à vrai dire, les granulations? Ce sont simplement des saillies, des élevures plus ou moins nombreuses, plus ou moins considérables qui hérissent la muqueuse conjonctivale. M. le professeur Gosselin (1) définit la granulation « *une saillie appréciable et lésion d'origine inflammatoire essentiellement chronique et rebelle* » et il en distingue trois sortes : 1° les granulations dites papillaires, signalées d'abord par Mackenzie, les plus fréquentes et les plus nombreuses, ce sont des saillies en général très-serrées les unes contre les autres, reposant sur un fond rouge, commençant à 2 ou 3 millimètres du bord libre des paupières et s'avançant jusqu'au cul-de-sac.

Quand ces granulations sont d'un petit volume, quand

(1) Dictionnaire de médecine pratique, art. Blépharite.

elles sont miliaires, elles donnent à la conjonctive un aspect velouté qu'on apprécie facilement à la loupe; elles n'empiètent pas sur la membrane bulbaire et sont nombreuses surtout en haut et en dehors. Ces granulations ne sont autre chose que le développement exagéré des papilles du derme et nous savons que ces papilles sont en plus grand nombre en haut, vers l'angle externe; elles sont constituées à la périphérie par une prolifération de l'épithelium normal et, plus profondément, par des cellules plasmatiques et des fibres conjonctives; au milieu existe un vaisseau recourbé en anse. Les granulations papillaires ne sont pas d'un pronostic fâcheux; on les trouve dans toutes les conjonctivites chroniques, chaque fois que la maladie traîne en longueur et elles demandent en général 3 à 4 mois de traitement; 2° les gramulations dites vésiculeuses, indiquées d'abord par Velpeau, puis par Foucher dans sa traduction de Warthon Jones, regardées par certains auteurs comme de fausses granulations; Hairion croit qu'elles proviennent de la transformation d'un cytoblastème. Geissler et van Kempen les considèrent comme des néoplasmes; ce sont simplement des hypertrophies des follicules clos de la conjonctive survenant à la suite d'une irritation longtemps continuée; elles siégent dans les culs-de-sac, sont peu nombreuses et remplies d'un liquide visqueux; 3° enfin on distingue encore les granulations néoplasiques, granulations vraies de Thiry; elles sont formées par du tissu fibreux ou conjonctif, véritable tissu cicatriciel, tirant son origine des cellules du tissu conjonctif préexistant pour Virchow et Wecker, d'une simple exsudation inflammatoire pour l'école française. Ces néoplasmes existent le plus souvent en même temps que les granulations papillaires et constituent alors ce que Stellwagg von Carion avait appelé les granulations mixtes ; ils ont l'aspect de taches d'un blanc jaunâtre, à léger relief, se dessinant sur le fond de la muqueuse que rougit l'hyperémie des vaisseaux, comparables aux grains de tapioca, au frai de la grenouille. Ce sont ces granulations, ai-je dit, qu'on avait appelées vraies, laissant le nom de fausses granulations aux deux autres espèces qui sont de beaucoup les plus nombreuses. Si on veut dans une définition, exprimer le caractère néoplasique de ces productions, je me range à l'avis de M. Gosselin qui propose d'adopter pour ces granulations le vieux mot de trachome, comme le font encore aujourd'hui certains auteurs allemands. Si le pronostic des granulations papillaires est bénin, je n'en dirai pas autant pour les trachomes ; ceux-ci peuvent bien quelquefois se résorber, mais la plupart du temps, ils se caractérisent par la présence d'un pannus sur la cornée et de cicatrices véritables sur la conjonctive, amenant l'entropion.

Je n'ai pas à discuter l'étiologie des granulations ; je dirai seulement que d'après les recherches de M. Gosselin, les granulations survenues à la suite d'une ophthalmie purulente ne sont pas toujours néoplasiques, et que la conjonctivite catarrhale peut donner naissance à des trachomes,

Nous sommes maintenant en état de rechercher de quelle nature sont les granulations observées sur la conjonctive des canonniers atteints d'ophthalmie chronique ; il n'y a pas le moindre doute à conserver à cet égard : ce sont des granulations papillaires, rarement vésiculeuses. Leur nombre, leur disposition leur siége, l'aspect velouté de la conjonctive, tout nous montre qu'il s'agit ici de papilles hypertrophiées ; les granulations vésiculeuses sont l'exception ; quant aux néoplasmes, aux trachomes, et je n'ai jamais eu l'occasion de les observer à bord.

Ainsi en résumé, l'ophthalmie du *Vaisseau canonnier* est une conjonctivite épidémique, non purulente, bénigne mais tenace, récidivant souvent et passant facilement à l'état chronique, d'où aux granulations.

Il se pose alors à notre esprit cette triple question :

Quel nom donner à l'épidémie?

Quelles causes lui assigner?

Quel traitement lui opposer?

Tels sont les trois points les plus intéressants que nous allons successivement étudier.

Quel nom donner à l'épidémie? Et d'abord est-ce bien une épidémie! On appelle épidémie, dit le *Dictionnaire de médecine* de Robin et Littré « une maladie qui attaque en même temps et dans le même lieu un grand nombre de personnes à la fois et qui dépend d'une cause commune et générale survenue *accidentellement* telle est l'altération de l'air, des aliments, etc... » Est-ce bien ici le cas de la conjonctivite du *Vaisseau*? Ne serait-ce pas plutôt une endémie, une maladie due à une cause locale, c'est-à-dire particulière à l'endroit où elle règne? Je ne pousserai pas plus loin la discussion, car nous ne connaissons pas encore la cause de la maladie, et c'est cette cause qu'il faudrait connaître pour pouvoir poser une définition bien juste. D'ailleurs j'imiterai volontiers en ce cas M. le Dr Fournier qui, dans son rapport sur l'*Inflexible*, s'est servi du terme de endémo-épidémie. « Quand nous parlons d'épidémie, dit-il, nous employons ce mot avec sa signification vulgaire plutôt que scientifique, et en ce sens que l'affection se propagea à un grand nombre d'individus. Nous n'ignorons pas que la conjonctivite catarrhale de l'*Inflexible* ne s'étant point communiquée au dehors, y étant restée exclusivement cantonnée, n'a pas un instant cessé d'être une endémie. Si nous l'avons caractérisée, en tête de notre travail par le terme complexe et légèrement contradictoire d'endémo-épidémie, c'est afin de mieux faire comprendre de suite, les phases qu'elle a traversées. » Quant au nom à donner à cette endémo-épidémie, je n'ai pas à le choisir ; depuis qu'elle a été observée à bord, elle a été déclarée d'origine catarrhale, dans le sens que donne à ce mot M. Gosselin dans le *Dictionnaire de Médecine et de Chirurgie pratiques*, c'est-à-dire ophthalmie offrant tous les caractères d'une conjonctivite simple, mais de nature contagieuse ou infectieuse.

J'aborde la question capitale : quelles sont les causes de la conjonctivite catarrhale du *Vaisseau canonnier* ? Nous arrivons ici au point le plus intéressant, tant pour l'hygiène navale que pour l'institution du traitement ultérieur; mais il ne faut pas se le dissimuler, c'est également ici que se dressent les difficultés les plus délicates.

La conjonctivite catarrhale se transmet de deux manières différentes : par contagion, la maladie étant transmise directement d'un individu à un autre : par infection, la maladie provenant d'une atmosphère viciée par des miasmes organiques. Certes la transmission par contagion, d'homme à homme, est un fait aujourd'hui bien acquis; c'est par contagion que l'ophthalmie a été portée de Tanger à bord de l'*Elan*; ce fut encore par contagion que les soldats de l'armée d'Egypte donnèrent la conjonctivite purulente aux équipages des vaisseaux chargés de les rapatrier, et plus tard aux Prussiens, aux Russes et aux Belges, à ces derniers par l'intermédiaire des Anglais. Quand l'*Eversten* vint s'échouer à Toulon, tout son équipage étant atteint de phlegmasie de la conjonctive, cette frégate arrivait de Hollande où l'ophthalmie purulente sévissait avec violence (1); quand l'épidémie se déclara à bord de la *Sémiramis* sur rade de Yokohama, ce fut le capitaine d'armes qui transporta la conjonctivite de terre à bord. M. Gosselin (2) cite plusieurs observations de personnes communiquant l'épidémie à leur entourage : un nouveau-né atteint de blépharite purulente donne à sa nourrice une conjonctivite ordinaire; un enfant contracte à l'école une ophthalmie non purulente, il apporte le mal dans sa famille où le père, la mère, ne tardent pas à en être affectés. Le Dr Guillet, cité par Mackenzie, a inoculé l'ophthalmie purulente à quatre femmes amaurotiques; l'inoculation a réussi les quatre fois. Le Dr Bezombes, qui a expérimenté sur des chiens, n'a jamais eu d'insuccès.

La transmission de la conjonctivite est donc un fait

(1) Fournier. Loc. cit.

(2) Gosselin. Archives générales de médecine, avril 1869.

Coquiard.

indéniable ; cette transmission se fait par le contact direct ou par l'intermédiaire de l'air ; mais de quelle façon? Est-ce par le pus, par le mucus, par les larmes, par les granulations? Il est bien probable que l'agent de transmission est un principe volatil, une des sécrétions sans doute ; mais, en tous cas, ce principe nous est complètement inconnu.

Dans l'épidémie de l'*Inflexible*, on n'a pu dire d'une manière certaine si l'épidémie avait été importée à bord ; pour l'épidémie du *Vaisseau*, M. le Dr Delmas, dans la communication orale qu'il m'a faite, M. le Dr Catelan, dans son rapport, ont été unanimes à déclarer que l'ophthalmie a été importée de l'*Inflexible*, en rade de Brest, à bord de l'*Alexandre*, en rade des îles d'Hyères. Nous avons vu que deux mousses nouvellement embarqués ont été atteints de conjonctivite, l'ont communiquée à leurs camarades et que de là l'épidémie s'est rapidement propagée dans tout l'équipage. Certes l'explication est trés-plausible, très-vraisemblable, semble même être la seule qui ait des chances d'être exacte ; pourtant je ne l'accepte pas sans réserves et je vais essayer de la discuter.

Il existait déjà des conjonctivites à bord du *Vaisseau* avant l'arrivée de ces deux mousses, auteurs présumés de l'épidémie ; il en existait si bien, qu'en la seule année 1869 la statistique du bord en note 34 cas ; et cette statistique doit être au-dessous de la vérité, les conjonctivites très-bénignes n'ayant sans doute pas été inscrites sur le livre d'enregistrement journalier des malades. M. le Dr Maréchal, qui était à bord en 1870-1871, signale dans son rapport quelques conjonctivites simples qu'il attribue à la sécheresse et à la violence du mistral. Du reste si cette épidémie a été importée de Brest au *Vaisseau*, comment se fait-il que les canonniers qui débarquent en partie tous les quatre mois pour passer sur d'autres bâtiments, n'aient pas à leur tour importé cette épidémie à leurs nouveaux bords? Pourquoi les habitants des Salins-d'Hyères, en contact journalier avec les hommes du *Vaisseau*, n'ont-ils pas été atteints par la contagion? Il y a certainement là une importante question à élucider, et tout en ne condamnant pas complètement l'idée de l'importation de la conjonctivite à bord de l'*Alexandre*, il me semble justifié d'essayer de trouver une explication plus satisfaisante.

M. Fournier ne croit pas, lui aussi, à l'importation de l'endémo-épidémie à bord de l'*Inflexible*; l'affection serait née sur place, à une époque inconnue; elle est restée latente pendant un temps plus ou moins long et n'a fait son apparition qu'en 1869.

En serait-il de même à bord du *Vaisseau*? Mais alors, quelles causes incriminer? Naturellement on songe tout d'abord à cette cause si puissante, si prépondérante dans l'étiologie des épidémies des navires à l'encombrement.

Il est certain qu'on ne peut nier la funeste influence de l'entassement des matelots dans un espace aussi resserré que celui d'un navire? L'histoire si connue du *Rôdeur* en est un éclatant exemple. Ce négrier, de 200 tonneaux, parti du Havre en 1819, gagna la côte d'Afrique où il fit un chargement de 160 nègres pour la Martinique; la santé était excellente à bord, quand, sous la ligne, au bout de quinze jours de navigation. se déclara une épidémie de conjonctivite purulente parmi les nègres entassés dans la cale. La contagion atteignit bientôt les matelots eux-mêmes, parmi lesquels 12 restèrent aveugles. A la même époque, le vaisseau espagnol le *Leon* eut à combattre une épidémie analogue produite par le seul encombrement de ses passagers. A terre même ne voyons-nous pas la conjonctivite faire de nombreuses victimes dans les Workhouses, les orphelinats, les casernes mal aérées, tous lieux où l'entassement des habitants suffit seul à expliquer la naissance de l'ophthalmie contagieuse.

L'encombrement est d'ailleurs la cause principale que M. Fournier assigne à l'endémie de l'*Inflexible* ; après avoir opéré le cubage du bâtiment, il a reconnu que chaque mousse, pendant la nuit, n'avait en partage que 3 mètres cubes d'air, volume éminemment insuffisant, puisque nous savons qu'une hygiène bien entendue assigne 10 mètres cubes à chaque homme et que les règlements militaires veulent que les casernes offrent au moins 14 mètres cubes d'air à chaque soldat.

L'*Alexandre* ne se trouvait pas, sous le rapport de l'espace accordé à chacun, dans des conditions hygiéniques bien supérieures à celles de l'*Inflexible*. M. le Dr Catelan nous apprend qu'il ne revenait à chaque matelot que 3^{m},25 d'air. La différence n'est pas considérable. Le *Souverain* se trouve certainement dans le même cas ; si l'encombrement a agi comme cause déterminante de l'épidémie de conjonctivite à bord de l'*Inflexible*, il n'agira pas autrement à bord du *Vaisseau*. Mais alors on ne s'explique plus pourquoi ; les transports de Cochinchine, par exemple, les navires peut-être les plus encombrés de notre marine, ne sont pas atteints par la contagion ; on ne saurait me répondre que la rapidité du voyage ne laisse pas à l'épidémie le temps d'éclater : car sur les transports de condamnés de la Nouvelle-Calédonie, là où le voyage dure plusieurs mois, on n'a jamais observé la conjonctivite contagieuse.

Faut-il incriminer l'air, surtout l'air froid et humide, la seule cause appréciable de ces curieuses épidémies qui sévissent à des intervalles assez éloignés et auxquelles on a donné le nom de grippe? Il est bien probable que l'humidité joue un rôle dans l'étiologie de certaines ophthalmies contagieuses; c'est pendant les hivers froids et humides de 1803 à 1806 que régna à Paris la conjonctivite épidémique dite la cocotte; des faits de même genre ont été observés à Modène et à Vicence; dernièrement à Toulon, pendant l'hiver de 1873-1874, nous avons assisté à une véritable épidémie de conjonctivite légère. L'affection qu'on désigne en Angleterre sous le nom de *hay fever* (fièvre de foin), se complique souvent, d'après Mackenzie, d'une conjonctivite catarrhale. « Parmi les petites épidémies catarrhales circonscrites et localisées autre part que sur les voies aériennes, dit M. le Dr Brochin (1), nous citerons entre autres, comme les plus communes, les conjonctivites et ophthalmies catarrhales. De véritables épidémies d'ophthalmie catarrhale ont été observées en 1865 dans plusieurs communes de l'arrondissement de Saint-Jean de Maurienne. Dans quelques-unes de ces

(1) Brochin. Dictionnaire encyclopédique, art. Catarrhe.

localités, la maladie atteignit la plupart des enfants; tant que l'ophthalmie restait franchement catarrhale, elle était sans gravité; mais dans quelques cas elle se transformait en ophthalmie purulente dont les dangers ne pouvaient toujours être conjurés à temps.

En 1807 M. Desnos, dans une note communiquée à la Société médicale des hôpitaux, signalait une épidémie de conjonctivite catarrhale qui avait sévi pendant le mois de janvier et août dans un quartier de Paris, quartier Popincourt, où elle paraît s'être circonscrite, et qui atteignait principalement les individus de la seconde enfance. »

Dans l'étiologie de l'endémie de l'*Inflexible*, que nous plaçons toujours en regard de l'endémie du *Vaisseau*, M. Fournier fait jouer un grand rôle à l'humidité de la rade de Brest et des vents de S.-O. en particulier.

Voici, d'après cet observateur, une preuve singulière en apparence, mais qui ne manque pas au fond d'une certaine valeur : M. Fournier remarqua que les mousses de tribord étaient frappés dans une proportion double de ceux de babord ; il ne tarda pas alors à constater que, grâce au courant constant qui règne en rade de Brest, l'*Inflexible* est évité de façon à présenter aux vents dominants du S.-O. sa hanche de tribord; d'où par conséquent humidité plus considérable de ce côté. Pour s'assurer du rôle que jouait cette humidité dans l'étiologie de la conjonctivite, on changea les bordées, et on remarqua alors que les babordais, couchant à tribord, avaient perdu leur immunité relative et payaient un lourd tribut à l'épidémie. Certainement, d'après cette observation, l'humidité est une cause efficacement prédisposante, mais on n'oserait rien affirmer de plus. Sinon comment comprendre que les vaisseaux voisins, le *Borda* et la *Bretagne*, celui-ci encore plus encombré que l'*Inflexible*, n'aient pas été atteints par la contagion.

Invoquerons-nous aussi l'humidité dans l'étiologie de la conjonctivite du *Vaisseau?* Rappelons-nous d'abord que le *Vaisseau canonnier* est mouillé en rade des îles d'Hyères, et que, si à Brest on peut à juste titre prétexter l'influence du froid humide, il n'en est plus de même sous le soleil de Provence. Ici, rarement de la pluie; les vents règnent sous le mistral, N.-O., sec et violent, et le vent de S.-E. chaud mais légèrement humide. Hâtons-nous de dire que le vent d'est souffle moins souvent que le mistral et qu'il suffit d'une journée de soleil pour purifier l'atmosphère de toute humidité malsaine; d'ailleurs les vents d'est règnent surtout en hiver, et nous avons vu que les conjonctivites sont moins nombreuses en hiver qu'en été.

Les médecins-majors qui ont sur le *Vaisseau* précédé M. le Dr L. Nègre avaient bien compris que l'influence de toutes ces causes banales, si elle n'était pas absolument nulle, était pourtant insuffisante à expliquer la multiplicité des cas de conjonctivite contagieuse. On s'était alors rejeté sur le dernier argument qu'on n'eût pas encore fait valoir : on avait accusé le *Vaisseau* lui-même, l'*Alexandre*, non-seulement d'entretenir la maladie, mais encore de lui avoir donné naissance. Les *Vaisseaux-canonniers* précédents n'avaient jamais présenté de cas de conjonctivite contagieuse; on arme l'*Alexandre* à la fin de février 1873, cinq mois après l'endémie se déclare; y a-t-il simple coïncidence, ou relation de cause à effet? Il n'est pas rare de voir les bâtiments eux-mêmes servir de réceptacle et de moyen de transport aux miasmes infectieux, dans le choléra par exemple; le flambage des navires a pour but de détruire ces miasmes qui se sont abrités dans les parois mêmes du vaisseau.

L'*Alexandre* d'ailleurs est un vieux bâtiment bientôt hors d'usage; il ne serait pas étonnant que dans sa membrure pourrie soit la source de l'infection : d'où cette conséquence directe pour le traitement de l'endémie : flambage du navire ou mieux son désarmement immédiat. Nous allons voir quelle influence ce dernier moyen, le plus énergique pourtant, a pu avoir sur la marche de l'endémie.

En janvier 1877, l'*Alexandre,* rayé des listes de la flotte non pas à cause de l'endémie, mais comme ne pouvant plus servir à la mer, fut désarmé à Toulon et remplacé par le *Souverain.* M. le Dr Nègre saisit cette occasion pour vérifier la justesse des hypothèses émises au sujet de la cause de l'ophthalmie contagieuse. Une visite sévère fut passée à tous les hommes de l'équipage; tous les matelots atteints par l'épidémie furent débarqués, et un équipage entièrement sain prit possession du *Souverain*, qu'on n'accusera pas d'être infecté, puisque depuis plusieurs années il ne naviguait plus, par conséquent restait inhabité.

La conjonctivite n'avait plus sa raison d'être, et nous crûmes un instant qu'en quittant l'*Alexandre* nous avions abandonné le foyer de l'infection. Notre espoir ne fut pas de longue durée, car, déjà dans le mois qui suivit l'armement du *Souverain* nous avons à bord 16 cas de conjonctivite catarrhale.

En résumé, ni l'encombrement, ni l'atmosphère, ni l'humidité, ni le bois du vaisseau lui-même ne pouvaient être sérieusement regardés comme exerçant une notable influence sur l'étiologie de l'ophthalmie épidémique. L'endémie de l'*Inflexible* seule était réputée comme étant l'origine de la contagion, celle-ci s'étant transmise par l'intermédiaire de deux mousses arrivant de Brest.

J'ai déjà dit plus haut que je ne niais pas la possibilité d'une pareille origine ; pourtant comme on est loin d'avoir sur ce point une sorte de certitude, je vais émettre mon opinion, sans toutefois afficher la prétention d'avoir résolu le difficile problème de l'étiologie de la conjonctivite du *Vaisseau*.

Tous les médecins de la marine qui jusqu'ici se sont occupés de la conjonctivite catarrhale qui fait le sujet de notre travail, semblent avoir oublié que cette conjonctivite règne à bord d'un vaisseau bien différent des autres navires de la flotte ; je ne parle ni des aménagements intérieurs, ni du couchage, ni de la nourriture, etc. ; ces différents détails sont les mêmes dans toute la marine. Mais il ne faut pas oublier que le *Souverain* est un vaisseau-école de canonnage ; c'est là pour moi le point essentiel, car nous allons voir que le canon va modifier les conditions hygiéniques de tout l'équipage.

M. le Dr Nègre, le premier, après avoir reconnu que l'épidémie ne tenait pas à l'infection de la coque de l'*Alexandre*, remarqua, qu'après chaque tir, le nombre des malades atteints de conjonctivite se présentant à la visite augmentait sensiblement. Le canon semblait donc jouer un rôle dans l'étiologie de l'ophthalmie, et notre première idée fut d'accuser les gaz produits par la déflagration de la poudre.

Cette hypothèse nous parut parfaitement admissible, à cause, et de l'énorme quantité de fumée produite à chaque explosion, et de la température et de la composition chimique de cette même fumée. La conjonctivite du *Vaisseau* serait alors due à l'irritation produite sur la muqueuse oculaire par les gaz de la poudre : ce serait donc une conjonctivite de cause tout à fait spéciale. et, pour rappeler cette cause, on pourrait la nommer *conjonctivite des canonniers.*

Ce n'est pas d'ailleurs le seul exemple de conjonctivite catarrhale reconnaissant une cause purement mécanique et facilement appréciable.

En Arabie, où l'ophthalmie purulente est épidémique, il est à remarquer que la recrudescence de l'épidémie coïncide avec l'apparition du siroco par conséquent avec les grands mouvements de sable.

J'ai parlé plus haut des troupes du duc de Modène, qui, ayant couché à Reggio sur de la paille étendue sous le portique d'un couvent, furent atteintes le lendemain d'ophthalmie catarrhale. La plupart des auteurs assignent comme causes de ces conjonctivites, l'humidité la nuit ; ne pourrait-on pas penser que les particules de la paille sèche ne sont pas étrangères à la production de cette petite épidémie.

Le professeur Bouisson, de Montpellier, a signalé

une ophthalmie. particulière quant à la cause. produite par le soufrage des vignes.[1]

Voici en résumé comment cet observateur s'exprime dans son rapport. « Les travailleurs affectés au soufrage des vignes, projettent au moyen d'un soufflet ou d'un sablier, soit du soufre sublimé. soit du soufre trituré; ce dernier est en parcelles plus aiguës que la fleur du soufre. mais moins dangereux. car il ne contient pas de traces d'acide sulfurique. »

« L'opération se renouvelle depuis le mois d'avril jusqu'au mois d'août. à chaque invasion de l'oïdium, et chaque fois les ouvriers sont atteints d'une irritation oculaire plus ou moins intense; certains même sont obligés de renoncer à ce genre d'occupation. L'ophtalmie est surtout fréquente pendant le soufrage du mois d'août, la chaleur et la sècheresse, dit M. Bouisson. accroissant les effets excitants de l'air chargé des molécules de soufre. En outre. il faut remarquer que les individus atteints pendant une période de soufrage. ou bien le sont pour la seconde fois, ou bien se trouvent sous l'influence d'une diathèse. généralement la diathèse scrofuleuse. »

« L'ophthalmie produite par le soufrage des vignes. qu'on peut appeler l'ophthalmie des soufreurs. rentre dans la catégorie des inflammations par cause externe; elle est la plupart du temps peu grave. et consiste dans une conjonctivite qui se distingue plutôt par sa cause que par ses caractères. Les yeux sont rouges. larmoyants, tuméfiés: sensation d'une douleur pongitive

(1) Voir la Gazette des hôpitaux de 1863, n° 96.

assez pénible surtout au milieu de la journée, quand la chaleur, la lumière, la réverbération, viennent exaspérer le mal. Cette irritation s'apaise la nuit par le repos et les lavages frais; mais elle se reproduit par la même cause et l'accumulation des effets ne tarde pas à se traduire par une ophthalmie à formes diverses. 1° La plus fréquente consiste dans l'inflammation de la caroncule et du repli semi-lunaire; 2° Une forme plus sérieuse est la conjonctivite proprement dite; elle entraîne rarement des désordres graves, mais, chez les sujets affectés de dyscrasie, elle prend une marche chronique et revêt surtout le caractère de l'ophthalmie tarsienne, occasionne la lippitude de la paupière et la chute des cils. 3° Dans une troisième forme, on observe des ecchymoses sous-conjonctivales. »

A bord des bâtiments nous avons eu des exemples de conjonctivites produites par l'irritation d'un gaz excitant.

M. le Dr Bourel-Roncière, aujourd'hui médecin principal de la marine a, dans sa thèse inaugurale, rapporté le cas suivant (1).

Le 1er décembre 1861, les nommés Mignolet et Coille furent désigués pour aller nettoyer la chaudière à vapeur du *Bisson*. Mignolet y pénétra le premier et bientôt on le vit s'affaisser en perdant connaissance; Coille, qui le suivit pour lui porter secours. ne tarda pas à s'évanouir à son tour. Ces deux matelots séjournèrent dans la chaudière pendant 7 à 8 minutes, et, une fois retirés, furent promptement rappelés à la vie.

(1) Bourel-Roncière. Thèse de Montpellier, 1864.

Le Dr Bourel-Roncière attribue cet accident à la formation dans la chaudière du gaz ammoniac, par l'union de l'hydrogène et de l'azote à l'état naissant. L'oxyde de fer et le fer métallique des chaudières constituent, selon lui, un élément voltaïque assez fort pour décomposer l'eau : l'oxygène naissant s'unit au fer pour augmenter la pellicule d'oxyde; l'hydrogène rencontre l'azote dissous dans l'eau et forme de l'ammoniaque.

Je n'ai pas à m'occuper ici des phénomènes asphyxiques observés chez les deux chauffeurs; mais il est intéressant pour nous de noter l'inflammation de la conjonctive survenue pendant l'accident.

Chez le nommé Coille, les yeux étaient larmoyants, sans rougeur intense de la conjonctive, qui avait un aspect sablé. Chez Mignolet, la partie de la conjonctive comprise dans l'ouverture des paupières était recouverte d'une sorte de voile de nuage blanc, qui rappelait l'effet produit par l'action d'un caustique peu énergique. Les deux conjonctives étaient très-injectées et très-rouges, surtout à leur surface inférieure. On nota une photophobie assez intense qui ne céda qu'avec la conjonctivite. « Nous avons observé, dit M. Bourel-Roncière, du picotement, de l'irritation des yeux, de l'enchifrènement avec douleur dans les orbites et céphalalgie, tous accidents bien connus des vidangeurs, désignés par eux sous le nom de *mitte*, et dont la cause n'est autre que le gaz ammoniac. »

J'emprunte à un intéressant travail de M. le Dr Barthélemy, (1) médecin en chef de la marine et professeur

(1) Des lésions traumatiques à bord des navires de guerre (Arch. de méd. navale, t. III).

à l'École de Toulon, les quelques lignes suivantes qui viennent à l'appui de ma théorie :

« Ce qui me paraît incontestable, c'est la fréquence et la tenacité de la blépharite chez les chauffeurs. Une fois développée, cette dernière est entretenue chez eux par la poussière du charbon que n'arrêtent plus les cils protecteurs, et qui s'introduit facilement dans le dédale d'orifices glandulaires qui bordent les paupières. »

« Lorsque les cils sont perdus, les récidives sont si fréquentes que le malade ne peut plus être employé devant les feux. »

« Les causes qui agissent sur la conjonctive oculaire sont plus nombreuses. L'action des courants d'air froid amène des inflammations catarrhales de cette muco-séreuse tout aussi bien qu'un otite ou un coryza. Le calorique rayonnant des fourneaux ajoutant son action à celle de la lumière, peut aussi l'irriter, et l'expression commune parmi les chauffeurs, d'avoir les yeux brûlés, me paraît plus qu'une image. Elle désigne en même temps la cause qui produit la fatigue des yeux, leur inflammation, et le sentiment de cuisson qui les accompagne. »

« Une dernière cause paraît avoir, d'après ce qui m'a été raconté, une action plus générale sur le personnel des machines à tirage imparfait, où l'on brûle des briquettes : c'est le dégagement des gaz irritants. Ces briquettes, dites aussi peras artificiels, sont des agglomérés de poussiers de charbon qu'on veut utiliser en leur donnant une forme au moyen de goudron, résidu de la préparation du gaz d'éclairage. Elles ne sont accidentellement employées que sur les petits navires de l'État.

Outre l'inconvénient de produire des éruptions pustuleuses des mains, (1) elles auraient encore celui de produire des conjonctivites analogues à celles des vidangeurs (mittes), égoutiers, cureurs de puits, par suite de l'action des vapeurs d'acide phénique, de créosote et tant d'autres substances qui prennent naissance pendant la distillation de goudron. » (2).

Depuis qu'il a écrit ces lignes, M. Barthélemy a pu vérifier la justesse de cette théorie sur la curieuse origine de certaines conjonctivites, et c'est à son obligeance que je dois l'observation qui va suivre.

L'*Aigle*, yacht impérial, à bord duquel M. Barthélemy était alors embarqué comme médecin-major, venait de recevoir l'ordre de se disposer à prendre l'Empereur à son bord, Parmi les préparatifs, on envoya une corvée dans la chaloupe chercher à terre un supplément de charbon nécessaire à la traversée. Ce charbon se composait précisément de briquettes, et, sans nul doute, de briquettes fraîches, celles-ci étant de meilleure qualité que les anciennes.

Une fois le charbon embarqué, on fut étonné de voir que la chaloupe, au lieu de revenir directement à bord semblait aller à la dérive. Ce ne fut que grâce à de longs efforts qu'elle put regagner l'*Aigle*, et alors on constata que quelques-uns des matelots qui venaient d'accomplir cette corvée portaient sur le front, la face ou les mains

(1) Voir les Annales d'hygiène, 1859. Influence hygiénique des agglomérés de houille, par Lespiau.

(2) Il est bon de rappeler que les briquettes produisent en brûlant, de l'acide sulfhydrique de l'ammoniaque, des hydrogènes carbonés, de la créosote.

de petites phlyctènes et qu'ils étaient presque tous atteints d'une conjonctivite intense, avec photophobie qui empêchait les fonctions normales de la vision. Dans ce cas l'origine de la maladie était bien évidente; la coïncidence des phlyctènes avec la conjonctivite levait tous les doutes; l'ophthalmie provenait de l'influeuce des gaz dégagés par les briquettes de houille. Cette conjonctivite resta bénigne et céda promptement à un traitement léger.

La fumée de bois de chauffage ne suffit-elle pas pour provoquer sur la conjonctive une irritation en général assez vive? Quand le bois est vert, ne dit-on pas que la fumée est piquante, et si on y reste exposé pendant quelque temps, on ne tarde pas à ressentir une petite douleur cuisante, tandis que les yeux deviennent rapidement rouges.

Enfin n'a-t-on pas décrit comme une maladie à part, la conjonctivite qui frappe les ouvriers exposés aux émanations putrides! On a fait aujourd'hui justice d'une telle exagération, mais il n'en est pas moins vrai que la *mitte* des vidangeurs, tout en ne formant pas une entité morbide particulière, sévit épidémiquement et ne tire son origine que de l'irritation produite sur la muqueuse oculaire par les vapeurs d'ammoniaque et d'acide sulfhydrique.

Voici comment s'exprime M. le professeur Tardieu, dans son dictionnaire d'hygiène. « Il arrive encore assez fréquemment aux débardeurs, lorsqu'ils sont occupés à vider le premier bassin, celui où sont déposées les matières les plus concentrées et les plus denses, d'être frappés par la *mitte*, ou du moins par une fluxion très-aiguë sur les yeux. Mais celle-ci disparaît en général au bout de 24 heures sous la simple influence de lotions d'eau fraîche. »

« Cependant nous avons remarqué que les ouvriers les plus anciens ont les yeux très-rouges et le bord ciliaire des paupières rouge et dépouillé de cils. Il ne paraît pas d'ailleurs que la désinfection préalable des vidanges ait rien changé à cet état de choses. »

Examinons donc s'il est possible que la fumée du canon puisse jouer un rôle dans la production de nos conjonctivites catarrhales, et si ce rôle est réel, sachons l'apprécier.

D'abord il faut dire que les canons actuellement en usage dans la marine, lançant des projectiles d'un poids véritablement colossal, exigent d'énormes charges de poudre; c'est ainsi qu'on emploie, selon les calibres, 15, 28, 36 kilogrammes de poudre dans le tir à boulets Or, il est difficile de se faire une idée bien exacte du nuage de fumée consécutif au feu de l'une de ces pièces; je ne veux pas essayer d'en apprécier le volume à la pression normale : je dirai seulement qu'après un coup de canon, les gaz projetés en dehors rentrent en partie dans la batterie, qui se remplit d'une épaisse fumée, d'odeur fade. Tout est entouré de cette fumée âcre qui donne aux yeux une sensation de picotement et qui dépose partout une épaisse couche de poussière grisâtre.

N'oublions pas de mentionner que cette fumée se trouve à une température très-élevée, et qu'au moment de l'explosion ou au moment de sa rentrée dans la batterie, elle frappe les objets environnants avec une certaine violence.

Mais quelle est la composition chimique de la fumée produite par la déflagration de la poudre? Disons tout d'abord qu'il est très-difficile de faire une analyse exacte des gaz de la poudre, ceux-ci variant dans leur composition non-seulement avec les diverses poudres de guerre, mais encore avec les diverses pressions auxquelles ils sont soumis dans l'âme de la pièce. Les chimistes qui ont précédé à cette analyse, Bunsen et Schischkoff, Karoly, Link, etc., ne sont pas arrivés à des résultats exactement semblables. J'emprunte aux *Recherches sur les substances explosives* de MM. Noble et Abel, les résultats obtenus avec la poudre anglaise.

COMPOSITION POUR 100 PAR VOLUMES DE GAZ.					COMPOSITION POUR 100 PAR POIDS DE RÉSIDUS SOLIDES.								
Acide carbonique.	Oxyde de carbone.	Azote.	Acide sulfhydrique.	Hydrogène.	Carbonate de potasse.	Sulfate de potasse	Hyposulfite de potasse.	Monosulfure de potassium.	Sulfocyanure de potassium.	Nitrate de potasse.	Sesquicarbonate d'ammoniaque.	Soufre.	Charbon.
46.69	14.76	32.75	3.13	2.70	55.50	15.02	20.73	7.41	0.09	0.48	0.16	0.61	traces.

Ce tableau nous montre que les parties gazeuses sont surtout composées d'acide carbonique et d'azote; n'oublions pas de mentionner l'acide sulfhydrique qui, dans des gaz de déflagration de la poudre, se trouve dans la très-notable proportion de 3 0/0; c'est lui qui communique à la fumée son odeur particulière, c'est également lui qui est sans doute l'agent le plus actif dans la production de la conjonctivite des canonniers et de la mitte des vidangeurs.

Quant aux résidus solides, ils sont surtout composés de sels de potasse, parmi lesquels on remarque la présence du sesquicarbonate d'ammoniaque; mais, il ne faut pas s'y tromper, tous ces produits solides sont à l'état pulvérulent au moment de l'explosion et font partie intégrante de la fumée; ce sont eux qui forment cette épaisse couche de poussière qui, après les tirs, recouvre non-seulement les bouches à feu, le pont de la batterie, les vêtements des officiers et des matelots, mais encore l'extérieur du navire et les parties basses du gréement.

Cette poussière, à mon sens, joue avec l'acide sulfhydrique un rôle prépondérant dans l'étiologie des conjonctivites catarrhales du *Vaisseau*. Se déposant également partout, sur les vêtements comme sur le visage, à tel point que les canonniers, après le tir, semblent tous avoir la barbe grise; cette poussière, à chaque nouveau coup de canon, pénètre dans les yeux et y produit une irritation lente à la manière du soufre, dans l'ophthalmie des soufreurs.

On ne me dira pas que ces poussières qu'on trouve sur les canons après les tirs sous une épaisseur de $0^{m},001$ et même davantage, on ne me dira pas que ce sont des poussières ordinaires mises en mouvement par l'agitation de l'air au moment de l'explosion. J'ai eu soin d'en recueillir une quantité notable, et voici, en nombres ronds, les résultats de l'analyse faite par M. Décoréis, aide-pharmacien de la marine. En poids, sur 100 parties : carbonate de potasse 38; sulfate de potasse 55; chlorure de potassium 10, azotate de potasse 7.

Il est facile de concevoir que des sels tels que le sulfate de potasse et le chlorure de potassium avec l'aide de l'acide sulfhydrique puissent faire naître une inflammation de la conjonctive, quand ce but est si facilement atteint avec de la fleur de soufre; d'ailleurs, ici comme dans l'ophthalmie des soufreurs, il faut remarquer que le plus grand nombre des sujets atteints sont lymphatiques ou strumeux; quant à ceux qui ont payé antérieurement un tribut à la maladie, j'ai dit plus haut avec quelles facilités ils étaient exposés aux rechutes.

En somme, les canonniers se trouvent dans les mêmes conditions que les soufreurs au moment du soufrage du mois d'août; nous avons vu que Bouisson fait remarquer qu'à cette époque les conjonctivites sont plus fréquentes à cause de l'action adjuvante de la chaleur : cette élévation de température, nous la retrouvons après chaque coup de canon au moment même où la fumée frappe les yeux; du reste c'est aussi en été que l'ophthalmie sévit à bord du *Vaisseau* avec la plus grande intensité : on s'en convaincra en jetant les yeux sur le tableau dressé au commencement de notre travail.

Quant aux recrudescences passagères, j'ai dit qu'elles se montraient surtout les trois ou quatre jours qui suivent un tir; je sais bien que tous les malades ne viennent pas à la visite le lendemain du tir; ceux-là seuls qui sont un peu gravement atteints viennent réclamer les soins du médecin; les autres attendent quelques jours, et ne se rendent à l'infirmerie que quand la fatigue des yeux leur devient pénible. Je n'ai pas observé les recrudescences passagères de l'épidémie avant 1877; mais voici ce que j'ai pu noter à partir du mois de février dernier jusqu'à la fin d'avril : durant cette période de 3 mois, dix tirs ont été faits à bord du *Vaisseau*. Dans le mois de février, nous avons eu 11 cas de conjonctivite : deux tirs ont eu lieu pendant ce mois, l'un le 27, l'autre le lendemain ; dans les deux jours qui suivent, se présentent à la visite 6 hommes atteints de conjonctivite. En mars, 25 cas d'ophthalmie ; le tir a lieu le 6, le 21, 22 et 28 ; du 6 au 10, nous comptons 7 cas, du 23 au 25, 10 cas. Au mois d'avril, 46 hommes sont pris de phlegmasie de la conjonctivite; les tirs se font les 11 et 12, 19 et 25; le 14, 4 malades entrent à l'hôpital; du 15 au 20, il en entre 9, et du 25 au 30, on en reçoit 14.

Je me hâte de dire que je ne regarde pas ces observations comme concluantes, n'étant pas assez nombreuses mais, tout au moins, elles nous montrent que la remarque qu'a faite M. le Dr Nègre n'a pas cessé d'être juste.

Je trouve pour ma théorie une preuve plus sérieuse dans ce fait que les canonniers payent à l'épidémie un plus lourd tribut que les permanents. M. le Dr Catelan l'avait déjà remarqué et l'avait noté dans son rapport, sans en donner la cause; ainsi en 1877, par exemple, au mois de janvier, nous voyons que pour 4 permanents malades de conjonctivite, on compte 10 canonniers; en février, 2 d'une part et 9 de l'autre; en mars, 10 et 15; en avril, 12 contre 34. On voit que la différence va en croissant avec le nombre des tirs.

Si les permanents payent leur tribut, bien que ne se tenant pas à la culasse des bouches à feu, cela vient de ce que le nuage de fumée ne se répand pas seulement autour des pièces, mais encore dans la batterie et sur le pont tout entier. Aussi, parmi les permanents, ce sont les timoniers, obligés de se tenir de veille sur le pont pendant les tirs pour apprécier les distances et noter les coups, qui fournissent le plus nombreux contingent à la contagion.

Une particularité qui n'a peut-être pas été mise en lumière, c'est que, depuis le commencement de l'épidémie, alors que 700 matelots ont été atteints dans l'espace de 3 ans et 9 mois, aucun officier n'a été pris de conjonctivite. Comment expliquer cette bizarrerie apparente, si on admet l'origine de l'importation de l'épidémie de l'*Inflexible*? On n'alléguera pas l'isolement des officiers, ceux-ci étant continuellement en contact avec les hommes soit à l'exercice, soit à la théorie, soit à l'école élémentaire. Si on admet l'étiologie par la fumée de canon, cette immunité de l'état-major s'explique par les soins de propreté et d'hygiène que prennent les officiers pour se débarrasser de la poussière dont ils sont couverts après chaque tir; c'est en empêchant la cause d'agir assez longtemps que l'inflammation ne peut se produire. Chez les matelots, au contraire, peu soigneux en général de leur personne, la cause a tout le temps de manifester son influence pendant la soirée et pendant la nuit; le lendemain matin, la conjonctivite est déclarée; elle récidive pour ainsi dire à chaque tir, si le malade ne prend pas de rigoureuses précautions.

Le véritable moyen, pour éviter les rechutes, c'est le débarquement, qui vous soustrait à l'action de la cause; voilà comment se trouve expliqué pourquoi les canonniers, en embarquant à bord d'autres bâtiments, arrivent promptement à la guérison, au lieu d'être l'origine d'une épidémie nouvelle, comme cela serait arrivé à bord de l'*Inflexible*.

Mais on va me faire ici une redoutable objection. Si vous niez, me dira-t-on, l'origine, par importation, de l'épidémie, comment expliquerez-vous qu'elle ait pris naissance en juillet 1873 plutôt qu'à une autre époque? pourquoi n'a-t-elle pas toujours existé à bord du *Vaisseau-Canonnier*, où les hommes ont été de tout temps exposés aux fumées de la poudre?

Certes, cette objection est sérieuse et semble, au premier abord, devoir rester sans réplique. Toutefois, je vais exposer le résumé des recherches faites par M. Nègre et par moi, pour essayer de trouver la véritable origine de l'épidémie.

On ne pouvait pas songer à assigner à l'épidémie une date antérieure à 1873; la statistique du bord, quoique incomplète, était trop explicite; d'ailleurs, M. Delmas a assisté au commencement de l'épidémie et ne conserve aucun doute à cet égard. Il fallait donc rechercher si le début de la contagion ne coïncidait pas avec quelque pratique nouvelle dans le canonnage.

Nous arrivâmes alors au résultat suivant : jusqu'en 1873, on ne se servait à bord du *Vaisseau-Canonnier* que de la poudre de guerre française, dite poudre du *Ripault;* en outre, la plupart des tirs se faisaient, non point à bord du *Vaisseau*, mais à bord d'une batterie flottante annexe, l'*Implacable*, où les hommes ne passaient que le temps nécessaire à leur tir. Le 13 août 1872, on tira à bord de l'*Implacable* vingt-six coups de canon de 24 centimètres, avec une poudre à l'essai, poudre belge, dite de *Wetteren*. Cette poudre fut adoptée ; mais les tirs réguliers avec la poudre nouvelle ne commencèrent, à bord de l'*Implacable*, que vers la fin de mars 1873, avec quatre canons de 14 centimètres; enfin, le 17 juillet 1873, on tira pour la première fois, à bord de l'*Alexandre*, les canons de 14 centimètres avec la poudre de Wetteren. Dès lors, les tirs deviennent plus fréquents à bord du *Vaisseau*, et se font, la moitié des coups avec la poudre ordinaire, l'autre moitié avec la poudre belge. Peu à peu la poudre du Ripault tend à disparaître des usages du *Vaisseau*, et, à compter du 26 août 1874 pour les canons de 19 centimètres, et du 8 décembre de la même année pour les canons de 24 centimètres, tous les coups sont tirés avec la poudre de Wetteren.

Est-ce une coïncidence? C'est précisément dans le mois de juillet 1873, pendant lequel on commence le tir à bord du *Vaisseau* avec une poudre nouvelle, qu'éclate l'épidémie de conjonctivite catarrhale qui dure encore aujourd'hui ; ce serait une coïncidence bien curieuse et dans laquelle il me semble plus naturel de voir une relation de cause à effet.

Mais encore, dans cette hypothèse, quelle véritable cause assigner à notre ophthalmie? La plus grande fréquence du tir à bord du *Vaisseau* ou l'usage de la poudre de Wetteren? Mais le nombre absolu des tirs n'a pas varié ; seulement, les uns, au lieu de se faire à bord de l'*Implacable*, se font a bord du *Vaisseau* : il n'y a que le lieu de changé, et les canonniers assistent à tous les exercices à feu, qu'ils aient lieu sur le *Vaisseau* ou sur l'annexe.

Il faut donc en arriver à penser que la poudre belge est la véritable cause de l'épidémie. Sa composition diffère un peu de celle de la poudre ordinaire, non pas dans ses substances fondamentales, soufre, nitre et charbon, mais dans les quantités respectives de ses éléments; en outre, la poudre belge est une poudre dite lente, c'est-à-dire ne s'enflammant pas d'un seul coup, mais, pour ainsi dire, grain à grain, de façon à donner à la gargousse entière le temps de brûler.

Chose à noter, les charges nécessaires pour le tir sont plus considérables qu'avec l'ancienne poudre : les canons de 14 centimètres, dont la charge était de 2 kilogr. avec la poudre du Ripault, se chargent aujourd'hui à 3 kilogr. 500 gr. On comprend que le nuage de fumée consécutif à l'explosion doit être d'autant plus considérable.

Si mon hypothèse est vraie, les gaz produits par la déflagration de la poudre belge seraient plus irritants que ceux de l'ancienne poudre de guerre. Des officiers qui ont expérimenté les deux poudres m'ont assuré que la fumée de la nouvelle n'avait pas la même odeur que l'ancienne et qu'elle noircissait rapidement les galons d'or. Je n'ose rien affirmer sur ce point, n'ayant jamais eu l'occasion d'observer ce phénomène.

Mais en même temps qu'on introduisait la poudre de Wetteren à bord du *Vaisseau*, arrivaient des canons, d'abord de 14 centimètres, puis de 19 et de 24 centimètres, modèle 1870, c'est-à-dire se chargeant par la culasse; la poudre de Wetteren ne sert d'ailleurs que pour les tirs avec les canons modèle 1870. Avec cette nouvelle artillerie, aussitôt le coup parti, le chef de pièce ouvre la culasse pour laver et écouvillonner la bouche à feu ; or, en ouvrant la culasse, toute la fumée contenue dans l'âme du canon se précipite au dehors, et, naturellement, d'abord sur le chef de pièce et sur les servants. Pendant tout le temps que dure le nettoyage de l'âme et de la culasse, les canonniers se tiennent à l'arrière de la pièce, exposés aux chaudes émanations qui se dégagent de la bouche à feu ; n'est-ce pas là une des plus favorables conditions pour la production de l'ophthalmie catarrhale du *Vaisseau*, si celle-ci peut se comparer aux conjonctivites des égoutiers et des soufreurs? Et cette double apparition des canons se chargeant par la culasse et de la poudre de Wetteren au mois de juillet 1873, ne fait-elle pas songer à l'épidémie de conjonctivite qui prend précisément naissance à la même époque?

Je dois, avant de terminer, dire un mot de l'école élémentaire qu'on a accusée d'une influence quelconque dans la production des conjonctivites. Cette école élémentaire a lieu, pour les canonniers, le soir dans la batterie haute, à la lueur d'une trentaine de lampes à huile, souvent fumeuses. L'air de cette batterie, surtout quand les sabords sont fermés, est chaud, confiné et chargé de particules de charbon ; est-ce là une raison suffisante pour voir dans l'école élémentaire la seule cause de la conjonctivite du *Vaisseau?* Je ne le crois pas ; d'ailleurs, les permanents, qui vont à l'école élémentaire pendant le jour, ne sont pas épargnés par l'épidémie. L'influence de l'école élémentaire doit plutôt se faire sentir quand la conjonctivite est déclarée, pour aggraver la maladie commençante.

Je ne fais que mentionner la conjonctivite que, dans l'espoir de se faire débarquer, certains matelots se donnent à dessein, à l'aide de feuilles de tabac ou d'une dissolution de savon. Cette conjonctivite diffère peu de l'ophthalmie catarrhale; comme cette dernière, elle est bénigne; mais le larmoiement est plus abondant et la rougeur de la conjonctive bulbaire beaucoup plus prononcée.

Je me résume : pour moi, la conjonctivite qui règne à bord du *Vaisseau-canonnier* est une conjonctivite catarrhale, bénigne, mais tendant bientôt à la chronicité, si on n'a pas soin d'éloigner le malade du foyer de l'épidémie. Elle n'est jamais à bord devenue purulente; mais à la longue elle affecte l'état granuleux, et c'est alors surtout qu'elle semble être contagieuse. L'épidémie est née sur place en 1873, peut-être importée de l'*Inflexible* par deux mousses, mais bien plus certainement causée par l'irritation produite par la fumée de la poudre : elle ne s'est montrée qu'au mois de juillet 1873, c'est-à-dire en même temps que l'introduction à bord de la poudre belge et des canons se chargeant par la culasse.

TRAITEMENT.

Je ne m'étendrai pas longtemps sur le traitement d'une affection généralement bénigne; nous verrons d'ailleurs que les moyens les plus simples sont encore les plus efficaces.

Dès qu'un homme atteint de conjonctivite se présente à la visite, il est mis exempt de service et consigné, avec un bandeau noir sur les yeux, dans le faux-pont, à l'abri de la lumière et d'un air trop vif. Je n'ai pas besoin d'insister sur l'utilité de cette précaution.

Dans les cas légers pris au début, l'application de compresses tièdes, renouvelées avec soin dès qu'elles se refroidissent, a réussi chez presque tous les malades; l'inflammation cède au bout de deux à quatre jours. L'ennui de ce mode de traitement, c'est la difficulté qu'on a d'obtenir du malade placé dans le faux-pont de maintenir la compresse à une température tiède, en la trempant souvent dans l'eau chaude.

Une autre méthode, celle-ci beaucoup plus commode, consiste à instiller dans l'œil une ou deux fois par jour, un collyre contenant pour 30 grammes d'eau 0,10 de sulfate de zinc; la quantité du sel est augmentée ou diminuée, selon les cas. Ce traitement est celui qui a été le plus employé à bord du *Vaisseau;* il a presque toujours réussi, quand les malades n'étaient atteints par la contagion que pour la première fois.

M. Catelan déclare s'être très-bien trouvé de l'emploi de l'eau légèrement phéniquée. M. Galezowski recommande dans la conjonctivite catarrhale, un traitement abortif au moyen de cautérisations avec le sulfate de cuivre dès le début; on passe sur la muqueuse palpébrale un cristal de sulfate de cuivre, et on calme les douleurs consécutives avec de légères lotions d'eau froide. Je préfère employer ce traitement dans les récidives, alors que la rougeur de la conjonctive affecte une teinte peu franche, presque sombre : on peut aussi employer le sulfate de cuivre en collyre, 0,10 de sel pour 30 grammes d'eau.

Un collyre usité à bord dans les cas de rechute. c'est le collyre à l'eau blanche ; il a l'avantage d'être facilement préparé, d'exister en grandes quantités dans nos pharmacies de bord, et d'agir d'une manière assez efficace.

S'il survient des granulations, le parti le plus sage est d'isoler le malade ; le meilleur moyen, le seul vraiment pratique, c'est de l'envoyer à l'hôpital à terre. Si, pour des raisons spéciales on était obligé de le garder à bord, c'est dans ce cas que les cautérisations au sulfate de cuivre tous les deux ou trois jours produiraient le plus salutaire résultat. Si les granulations sont déjà anciennes et volumineuses, on peut toucher la conjonctive avec le nitrate d'argent mitigé, ou bien encore avec une solution de 0,50 de nitrate d'argent cristallisé dans 30 grammes d'eau distillée.

En même temps, comme presque tous les malades atteints de granulations sont d'un tempérament lymphatique, il ne faut pas oublier d'insister sur les toniques, vin de quinquina, sirop d'iodure de fer, et surtout huile de foie de morue.

M. Gosselin, dans les cas rebelles, n'hésite pas à placer tous les huit ou dix jours, à la tempe ou derrière l'oreille, un vésicatoire de la grandeur d'une pièce d'un franc ; je n'ai jamais vu employer ce moyen à bord ; peut-être pourrait-il nous rendre quelques services.

J'arrive aux mesures hygiéniques destinées à prévenir la maladie. Il est facile de comprendre qu'avec mes idées sur l'étiologie de la conjonctivite du *Vais-*

seau, je ne vais demander ni désarmement, ni flambage des parois du bâtiment. Mes moyens prophylactiques sont extrêmement plus simples. Je voudrais qu'après chaque tir, les canonniers soient obligés de se laver les yeux dans une baille contenant de l'eau additionnée d'un sel astringent, alun, tannin, etc. Dans les derniers tirs on a expérimenté ce moyen d'une simplicité si grande : attendons à plus tard pour les résultats.

Il serait utile aussi de passer de temps en temps, une fois par mois, par exemple, une inspection de tout l'équipage, pour rechercher les hommes atteints de conjonctivite, qui persistent à ne pas se soigner : et il ne faut pas se dissimuler qu'ils sont assez nombreux.

Enfin, je l'ai déjà dit plus haut, et je ne saurais trop le répéter, il est de toute nécessité d'envoyer à l'hôpital à terre les hommes affectés de granulations : bien mieux, il serait quelquefois indispensable de les débarquer, car en revenant à bord, même guéris, certains d'entre eux ne tardent pas à être de nouveau assez gravement frappés par la contagion.

Telle est l'histoire succincte de la conjonctivite épidémique à bord *Vaisseau-Ecole des Canonniers;* je l'ai décrite comme je l'ai observée moi-même, et si j'ai fait suivre cette description de mes appréciations personnelles, je n'ai pas eu la présomption de vouloir résoudre le difficile problème d'une étiologie si compliquée. Je me croirai largement récompensé, si j'ai pu attirer l'attention de mes maîtres sur ce point, encore assez peu connu, de la pathologie navale.

Paris. — A. PARENT, imprimeur de la Faculté de Médecine, rue M.-le-Prince, 29-31.

www.ingramcontent.com/pod-product-compliance
Ingram Content Group UK Ltd.
Pitfield, Milton Keynes, MK11 3LW, UK
UKHW021647260726
13994UKWH00003B/1331

9 782329 385556